DU

BRUIT DE SOUFFLE MITRAL

DANS L'ICTÈRE

PAR

LOUIS GANGOLPHE
Docteur en médecine de la Faculté de Paris,
Ex-interne des hôpitaux de Lyon.

PARIS
ADRIEN DELAHAYE, LIBRAIRE-ÉDITEUR
PLACE DE L'ÉCOLE-DE-MÉDECINE

1875

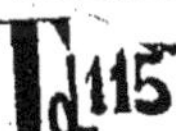

DU

BRUIT DE SOUFFLE MITRAL

DANS L'ICTÈRE

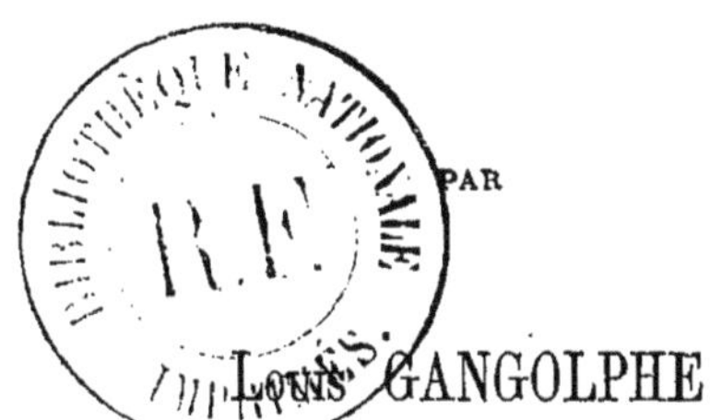

PAR

Louis GANGOLPHE

Docteur en médecine de la Faculté de Paris,

Ex-interne des hôpitaux de Lyon.

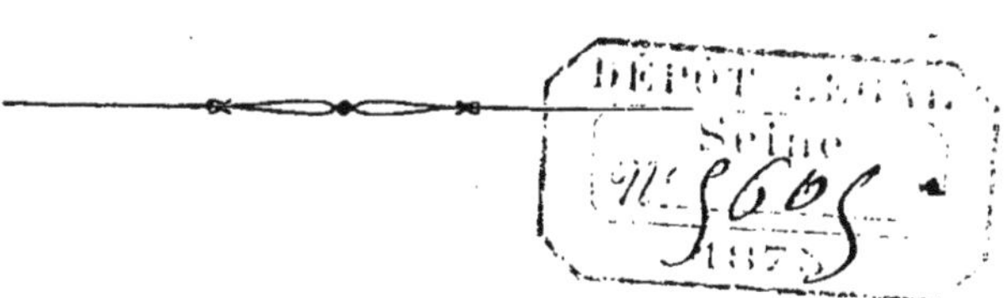

PARIS

ADRIEN DELAHAYE, LIBRAIRE-ÉDITEUR

PLACE DE L'ÉCOLE-DE-MÉDECINE

1875

DU

BRUIT DE SOUFFLE MITRAL

DANS L'ICTÈRE

INTRODUCTION.

Cette thèse a pour objet l'étude d'un symptôme qui paraît avoir peu attiré l'attention. Nous ne l'avons vu signalé nulle part. Du reste il est rare de voir noter l'auscultation du cœur dans des observations d'affections hépatiques, observations très-bien prises à d'autres titres.

Ce symptôme est constitué par un bruit de souffle systolique ayant son maximum à la pointe du cœur et survenant dans le cours d'un ictère. Après l'avoir constaté, nous l'avons cherché dans les occasions ultérieures qui nous furent offertes ; nous l'avons trouvé plusieurs fois et nous avons vu que par l'irrégularité et les variations qu'il présente, il avait pu facilement échapper à l'observation. Son existence est pour nous hors de doute.

Quant à sa pathogénie nous avons adopté celle qui

nous a paru le plus en rapport avec les données actuelles de la science, persuadé que notre manière de voir n'était pas définitive et que, si on en trouvait une meilleure, on nous tiendrait compte des efforts que nous avons faits pour arriver à la vérité.

Nous avons entrepris cette étude à l'instigation de M. Clément, médecin des hôpitaux de Lyon, et nous avons à cœur, avant d'aborder notre sujet, de le remercier des observations qu'il a bien voulu nous communiquer et de sa bienveillance à notre égard.

Qu'il reçoive donc ici l'expression de notre vive gratitude.

Nous remercions également nos collègues d'internat, qui ont bien voulu mettre à notre disposition des observations relatives au sujet que nous allons traiter.

Dans une première partie nous exposerons les observations sur lesquelles nous nous appuyons pour affirmer l'existence du souffle mitral au premier bruit, souffle né sous l'influence de l'ictère; dans une deuxième, nous établirons sa pathogénie, du moins telle que nous la comprenons, et enfin en troisième lieu, nous résumerons les caractères propres et les caractères différentiels de ce même souffle.

OBSERVATIONS

Observation I. — Ictère de cause morale. — P. 76; Resp. 20; T. R. matin 37,6: — Souffle au premier bruit à la pointe du cœur, très-marqué. — Durée 30 jours.

V..., âgé de 21 ans, journalier, entre le 8 août 1874 dans la salle Sainte-Elisabeth, service de M. le professeur Teissier.

Il y a quinze jours ce jeune homme éprouva une frayeur excessivement vive; il faillit périr en voulant sauver un individu qui se noyait. Depuis cette époque il se sentit mal à l'aise; il eut des nausées, de la céphalalgie, des vomissements, de l'anorexie, et, il y a huit jours, il s'aperçut que ses urines étaient très-foncées, rougeâtres. Enfin il y a quatre ou cinq jours il prit une teinte ictérique très-prononcée.

Aujourd'hui on trouve le foie avec son volume normal; toutefois la pression est douloureuse dans la région hépatique. Il se plaint de palpitations cardiaques et effectivement le choc du cœur est assez fort. Sa pointe bat dans le 5e espace intercostal au-dessous et en dedans du mamelon.

L'auscultation révèle un bruit de souffle assez intense au premier bruit et à la pointe, et un autre plus faible au creux épigastrique. L'ictère est intense encore; il n'y a plus de céphalée. Le pouls bat 76 fois à la minute. La température est normale. Le malade conserve encore une certaine faiblesse et de l'anorexie. *Traitement.* Rhubarbe, eau alcaline, etc.

Le 12. On trouve les mêmes signes que précédemment; mais on constate l'existence d'un nouveau souffle à l'orifice aortique, souffle systolique et se prolongeant dans les artères du cou.

Le 18. Cet homme se trouve dans un état meilleur; l'appétit est revenu ainsi que les forces. Les souffles persistent encore aux deux orifices aortique et mitral. Le souffle mitral conserve son intensité et devient beaucoup plus évident lorsque le malade fait quelques mouvements.

Le 20. Le malade qui est très-vigoureux se sent parfaitement bien et veut reprendre son travail qui est très-pénible et qui consiste à décharger des bateaux de sable. Il part, le souffle mitral persiste mais bien atténué, le souffle aortique a disparu, P. 70.

Le 25. Nous avons revu ce malade chez lui. Il ne présentait plus aucun souffle, aucun malaise et ne comprenait guère notre visite.

Obs. II. — Coliques hépatiques. — Pouls normal. — Souffle systolique à la pointe, disparaît au bout de vingt-deux jours. — Entrée à l'Hôtel-Dieu le 11 août 1874.

M. M..., dévideuse, 31 ans, n'a jamais eu de rhumatisme, d'œdème aux jambes, de palpitations. Elle jouit d'une bonne santé habituellement, mais de temps en temps elle souffre de coliques hépatiques nettement caractérisées par leur début brusque, par la douleur violente que la malade éprouve dans la région hépatique et aussi par l'ictère consécutif. Elles durent environ deux ou trois jours.

Elle a eu une dernière atteinte il y a dix jours. Les douleurs ont été excessivement vives durant deux jours et l'ictère très-prononcé.

Aujourd'hui l'état de la malade est le suivant : apyrexie complète, pouls 72, inappétence, léger enduit blanchâtre de la langue, constipation, faiblesse dans les jambes, teinte subictérique peu intense, conjonctives légèrement colorées. La malade n'éprouve pas de douleur spontanée dans la région hépatique, mais la pression la fait naître lorsque le doigt appuie au niveau de la vésicule que l'on sent résistant au doigt et formant une petite tumeur. La matité du foie est augmentée à ce niveau.

L'on constate un souffle bien marqué au premier temps et à la pointe qui bat à sa place normale dans le cinquième espace intercostal. Il n'y a pas de changement appréciable dans le volume du cœur dont les battements sont normaux.

Les jours suivants, l'ictère augmente et, en même temps, l'on constate que la vésicule n'est plus appréciable et que la matité hépatique a diminué. Les matières fécales reprennent leur teinte normale. Il y a une démangeaison cutanée des plus pénibles.

Le 20. Il n'y a plus de diarrhée, l'appétit revient. La malade n'offre plus qu'une légère teinte subictérique. Le bruit de souffle a beaucoup diminué depuis quelques jours, cependant il persiste encore. P. 68, pas d'élévation anormale de la température.

3 septembre. La malade n'a pas eu de nouvelle colique, son état général est bon. L'ictère a disparu. Le bruit de souffle ne se perçoit plus.

Cette observation a été recueillie dans le service de M. Mayet, médecin des hôpitaux de Lyon, et nous a été transmise par M. Weil, interne du service.

Obs. III. (Salle Saint-Roch, service de M. le professeur Teissier.) — **Dégénérescence cancéreuse du foie. — Souffle systolique au premier temps et à la pointe survenant au moment où l'ictère augmente.**

P... V..., blanchisseuse, 57 ans, entre à l'hôpital le 2 juillet 1874. Sa mère est morte d'un cancer du foie à l'âge de 60 ans. Comme antécédents morbides cette femme présente une hernie crurale et une chute de l'utérus; abstraction faite de la gêne que lui imposaient ces deux infirmités elle pouvait facilement vaquer à ses affaires. Elle a eu neuf enfants et les a nourris.

L'affection qu'elle présente a débuté il y a neuf mois par des douleurs assez vives dans le flanc droit, par de l'ictère, par des battements de cœur violents. Depuis cette époque la malade a eu de l'œdème aux jambes, aux cuisses, puis à l'abdomen. Elle a eu des selles blanchâtres, grisâtres au moment où la teinte jaune léger qu'elle présentait habituellement prenait une intensité plus grande. Aujourd'hui elles sont à peu près brunes.

Le jour de son entrée, on constate par la palpation que le foie dépasse le bord des fausses côtes, que sa surface est inégale et présente des saillies plus ou moins irrégulières. La pression détermine seulement de la douleur lorsqu'on l'exagère. La percussion dénote une matité de $0^{m},20$ sur la ligne mamelonnaire.

L'on ne trouve aucun bruit anomal au cœur; les digestions sont bonnes, l'ictère est très-léger. On trouve du liquide dans la cavité abdominale et une circulation veineuse très-développée des parois abdominales. Constipation. — *Traitement.* Eau de Vals, source Impératrice, 2 pil. d'extrait de grande-chélidoine de 0 gr. 10 chacune.

Le 12. Diarrhée; on suspend l'extrait de chélidoine; la malade se sent plus fatiguée.

Le 14. Ictère plus prononcé, tendance à l'abattement; la douleur abdominale est vive. T. 38°. P. 80. Bruits de cœur peu marqués.

Le 20. Les symptômes précédemment notés sont allés en s'accroissant; aujourd'hui la malade est tout à fait abattue, elle a des tendances à la syncope lorsqu'elle se lève, elle éprouve aussi un sentiment continuel de nausée. — P. 90. T. A. 38°. L'auscultation du cœur révèle un bruit de souffle systolique ayant son maximum d'intensité à la pointe, dans le cinquième espace intercostal. L'ictère présente une teinte verdâtre que l'on retrouve sur la muqueuse buccale.

Le 24. Le souffle persiste toujours très-évident; le P. est à 85, R. 20. T. A. 37°6. Douleur toujours vive au niveau du foie ; on ne peut explorer celui-ci soit par la palpation, soit par la percussion.

Le 27. On trouve toujours le souffle au premier temps et à la pointe; l'abattement, les nausées persistent. La malade quitte l'hôpital ce même jour.

Obs. IV. (Salle Saint-Jean.) Le résumé de cette observation nous a été donné par M. Chabalier, interne du service.

Le malade dont il s'agit est âgé de 39 ans, il a eu l'année dernière une première atteinte de coliques hépatiques. A partir de ce moment, les coliques sont survenues très-fréquemment. Le malade est allé passer un mois à Vichy. Il ne paraît pas avoir retiré un grand bénéfice du traitement qu'il y a subi. Tous les 8 ou 10 jours il éprouve des douleurs plus ou moins vives dans le flanc droit et ces exacerbations douloureuses sont toujours suivies d'une augmentation dans la teinte ictérique qui est devenue habituelle au malade. Dans l'intervalle que lui laissent ses crises, son appétit est bon, ses forces reviennent un peu, mais au moment où il croit pouvoir reprendre son travail une nouvelle crise survient et ainsi de suite.

Aujourd'hui il entre à l'hôpital, 23 août 1874; il est faible, son urine est un peu plus colorée qu'on ne l'observe à l'état normal et présente une légère teinte verdâtre lorsqu'on y ajoute de l'acide nitrique. Le pouls bat 72 fois à la minute. On ne trouve aucun bruit anomal au cœur à la pointe, mais un léger bruit de souffle systolique à la base se prolongeant dans les vaisseaux du cou.

Le 27. Nouvelles coliques hépatiques et des plus violentes; douleurs très-vives dans la région hépatique s'irradiant dans l'épaule droite; vomissements incessants, faiblesse extrême; le malade ne peut se tenir debout sans être pris de lipothymie.

Le 28. L'ictère est excessivement prononcé, il est noirâtre; on observe de la céphalée, de la tendance à la syncope, un léger refroidissement des mains. Les vomissements sont moins fréquents. Les bruits du cœur sont confus, on ne peut les apprécier au juste; le pouls bat 68 fois à la minute, la température axillaire est 38°.

Le 27. La faiblesse du malade a beaucoup augmenté, l'ictère est toujours excessivement intense. On observe une épistaxis; le sang est noirâtre très-visqueux et reste liquide ; aux jambes, sur l'abdomen, aux bras, du côté de la flexion on trouve des taches pétéchiales; l'urine est rare ; sa quantité dans les vingt-quatre heures peut être évaluée à un demi-litre, elle est fortement colorée et teint en jaune d'une façon très-énergiqee le coin de la serviette que l'on y trempe. Le pouls est à 40. Les bruits cardiaques sont encore très-confus, cependant on croit entendre un bruit de souffle à la pointe et au premier temps, mais il n'est pas assez net pour qu'on le puisse affirmer.

Le 28. Même état général ; le pouls est à 32. On distingue manifestement un bruit de souffle systolique ayant son maximum à la pointe du cœur, dans le cinquième espace intercostal.

Le 29. Légère amélioration; le malade paraît moins plongé dans la stupeur, l'ictère est toujours intense. P. 35. Le souffle systolique est encore plus évident aujourd'hui. Il est nettement marqué à la pointe et se prolonge vers l'aisselle.

Le 30. Le souffle persiste. P. 35. Le malade se sent très-faible et il quitte l'hôpital, où il ne veut pas mourir.

Obs. V. (2° salle des femmes, service de M. Clément.) — Ictère de cause morale. — Bruit de souffle systolique à la pointe au premier bruit. — Son intensité va en augmentant, à mesure que le nombre des pulsations diminue. — Pas de souffle vasculaire. (Observation recueillie par M. Antoine Magnin, interne du service.)

Anne M..., 51 ans, ménagère, entre à l'hôpital le 10 septembre 1874. Elle jouit d'une bonne santé habituelle et n'a jamais eu de rhumatisme articulaire.

Il y a quatre semaines, à la suite d'une vive frayeur, elle éprouva une lassitude très-prononcée, une céphalée violente. Elle ne digéra plus qu'avec une certaine souffrance et vomit des matières alimentaires, puis glaireuses et enfin bilieuses en une assez grande abondance. Les vomissements de matières alimentaires avaient lieu tous les jours; les vomissements de matières bilieuses ne survenaient que tous les deux ou trois jours. Ils ont cessé depuis cinq jours et ont fait place à de la diarrhée qui a été accompagnée de coliques assez vives.

Il y a dix jours elle s'aperçut que sa peau devenait jaune et depuis cette époque cette teinte n'a fait qu'augmenter. On trouve aujourd'hui l'ictère encore très-prononcé. Elle se plaint d'une démangeaison légère la plupart du temps, mais s'exaspérant par moment et siégeant à la partie antérieure du thorax, aux bras, aux cuisses. Les selles sont complètement décolorées. Le pouls n'est pas ralenti ; il bat 80 fois à la minute. Pas de souffle à l'auscultation à aucun orifice cardiaque ou sur le trajet des vaisseaux.

Le 11. L'ictère est très-intense, il prend une teinte verdâtre. Pas d'épistaxis ; on remarque sur la partie antérieure du tronc de petites hémorrhagies capillaires. P. 90, régulier. On entend un léger bruit de souffle au premier temps et à la pointe du cœur. On ne trouve aucun souffle aux autres orifices du cœur, ni sur le trajet des gros vaisseaux. Bouche amère, langue rosée, humide. L'urine, fortement, colorée, donne lorsqu'on la traite par l'acide nitrique, la réaction caractéristique des pigments biliaires.

Le 12. Mêmes signes. Le souffle persiste. P. 92.

Le 13. Le bruit de souffle est un peu plus intense. P. 72.

Le 14. Le bruit de souffle s'entend toujours ; son siége est exactement à la pointe, on ne l'entend pas à l'appendice xiphoïde. Pas de pouls veineux. Cette malade a ressenti hier des douleurs vives à l'épigastre et dans le flanc droit. Pas de troubles de la vue. Inégalité des pupilles, celle de l'œil droit est plus resserrée La teinte ictérique est encore plus prononcée, plus olivâtre.

Le 15. Le souffle persiste et on l'observe assez intense jusqu'au 19 août, le pouls bat 68 fois par minute.

Le 19. La malade se plaint d'avoir des étourdissements.

Le 21. P. 84. L'ictère diminue notablement ; le bruit de souffle s'entend à peine.

Le 22. P. 68. On entend mieux le bruit de souffle.

Le 24. Céphalalgie de nouveau ; bourdonnements dans les oreilles ; un peu de surdité depuis 4 jours.

Le 25. Mêmes symptômes.

A partir de ce moment l'état de la malade va en s'améliorant et le 30 août le pouls bat 72 fois par minute, il n'y a plus de souffle à l'orifice cardiaque. L'ictère a beaucoup diminué, la malade se sent plus forte et demande à partir.

Obs. VI. (Observation recueillie par M. Weill, interne des hôpitaux, dans le service de M. Mayet.) — Coliques hépatiques. — Souffle au premier temps à la base et à la pointe du cœur concomitant avec un ictère.

J. J..., couturière, 26 ans, entre à l'hôpital le 20 octobre 1874; cette femme n'a jamais eu de rhumatisme, n'a jamais éprouvé de palpitations cardiaques.

Depuis deux ans elle a présenté continuellement une teinte subictérique, ce qui ne l'a pas empêché de se bien porter jusqu'à il y a six mois. A cette époque elle a eu un accouchement très-laborieux et pendant toute sa grossesse, elle a ressenti des douleurs excessivement pénibles à la région épigastrique. Depuis son accouchement ses fonctions digestives s'accomplissaient très-mal; elle était fréquemment prise de malaises semblables à ceux qu'elle avait éprouvés avant qu'elle fût malade, lorsqu'il lui arrivait d'avoir une indigestion. Ces malaises survenaient d'une manière brusque et sans qu'elle pût les attribuer à la qualité ou à la quantité des aliments qu'elle avait ingérés. Enfin depuis huit jours, elle ressent de temps en temps une douleur très-violente siégeant à la région hépatique, au creux épigastrique et s'irradiant jusques à l'épaule droite et à la région lombaire. Cette douleur dure quelquefois une demi-journée; elle débute brusquement, disparaît ensuite de même s'accompagnant d'une augmentation dans la teinte subictérique habituelle de la malade, d'une sensation pénible de fatigue et d'une diminution très-marquée de l'appétit.

Aujourd'hui elle ne se sent pas malade; on ne trouve rien d'anormal à la région hépatique soit par la percussion, soit par la palpation.

21 octobre. La teinte ictérique de la malade s'est accentuée quoique encore peu intense. P. 82, régulier. L'auscultation du cœur révèle un bruit de souffle rude au premier temps et à la base; son maximum est à droite du sternum dans le troisième espace intercostal et il se prolonge dans les vaisseaux du cou. On perçoit également à la pointe du cœur un souffle du même timbre, rude, ne se prolongeant pas du côté de l'aisselle. Il est exactement systolique et ne s'accompagne pas de frémissement. T. A. M. 36°8. P. 82. Resp. 22.

Le 23. Coliques vives dans la journée d'hier avec les mêmes caractères que précédemment; la teinte ictérique a un peu augmenté, mais les coliques ont cessé. P. 68 — Resp. 22.

T. A. M. 37°5. On entend toujours manifestement les deux souffles que l'on avait reconnus les jours précédents. Celui de la base se prolonge toujours dans les vaisseaux du cou, mais celui de la pointe paraît s'être accentué, et aujourd'hui on reconnaît que le maximum des bruits de souffle perçus est bien à la pointe; cependant le souffle de la pointe ne se prolonge pas du côté de l'aisselle.

Le 26. L'ictère et les bruits de souffle vont en s'atténuant; toutefois ils persistent encore. La malade se sent dans un état meilleur et demande à partir.

Obs. VII. (Salle Sainte-Elisabeth, service de M. le professeur Teissier.) — Carcinome hépatique. — Inflammation de voisinage du tissu hépatique. — Fièvre intermittente d'abord, puis rémittente. — Souffle à la pointe du cœur au premier bruit. — Dédoublement du premier bruit, dans la première moitié duquel on entend un souffle et dans la seconde un léger claquement volontaire.

B..., 54 ans, menuisier, entre à l'hôpital le 7 septembre 1874. Cet homme a toujours joui d'une excellente santé jusque il y a quatre mois. A cette époque il commença à avoir des digestions difficiles, et au même moment, il eut une discussion vive avec un de ses voisins. C'est à cette cause qu'il doit tout son mal, dit-il, cependant il éprouvait d'une facon évidente des troubles dyspeptiques avant l'événement qu'il inculpe. Il n'a jamais eu d'affection rhumatismale, de palpitations cardiaques; il remplissait facilement les obligations de son métier qui est pénible. Quinze jours environ après sa discussion il devint jaune, et depuis ce moment, cette teinte a persisté et s'est même accrue par moment.

Le jour de son entrée il se plaint surtout d'une grande faiblesse, il dit qu'il a beaucoup maigri, qu'il n'a pas d'appétit et trouve même aux aliments qu'il préférait autrefois une saveur amère et désagréable ; sa langue est large, rouge, vernissée, il a de la constipation. Le foie déborde les fausses côtes et la palpation fait constater que sa surface est dure, irrégulière, mamelonnée. La percussion révèle de la matité absolue sur une étendue de 0,10 centimètres sur la ligne sternale, de 0,15 centimètres sur la ligne mamelonnaire et de 0,12 centimètres sur la ligne axillaire. La pression modérée n'est pas douloureuse au niveau de la région hépatique. — La teinte jaune des téguments est assez prononcée. — Le premier bruit du cœur est prolongé, il est peu marqué. — Il n'y a pas de souffle. — P. 70. — T. R. 38°. — *Traitement.* Rhubarbe; eau de Vals, source Saint-Jean.

Le 9. L'augmentation de l'ictère, qui avait commencé un jour ou deux avant l'entrée du malade, s'accentue encore. Le malaise persiste. Rien à l'auscultation le long des vaisseaux du cou, rien au cœur.

Le 12. Le malade se plaint d'une douleur vive qu'il éprouve dans le flanc droit et qui s'irradie dans l'épaule du même côté. Sentiment de faiblesse plus accusé. L'auscultation ne révèle rien d'anormal à la base du cœur ou sur le trajet des gros vaisseaux, mais elle fait reconnaître un bruit de souffle parfaitement net ayant son maximum dans le cinquième espace intercostal, et remplaçant le premier bruit du cœur. P. 80. — T. R. S. 39°. — R. 15. On observe aussi de la céphalée, de la tendance au vertige lorsque le malade se lève. Il éprouve quelques démangeaisons. Ictère intense.

Le 14. Matières fécales décolorées, grisâtres. Ictère plus intense, vertige lorsque le malade s'assied sur son lit; le souffle persiste au premier temps et à la pointe du cœur, mais le pouls devient irrégulier.

Le 15. Même état, assoupissement du malade, quantité considérable de matières pigmentaires biliaires dans l'urine. Le pouls est toujours très-irrégulier; on sent 5 ou 6 pulsations régulières puis 2 ou 3 pulsations très-rapides et le cœur reste sans se contracter pendant au moins l'espace de deux pulsations ordinaires. P. 90. — T. R. S. 39°,5. — R. 21.

Le 17. On sent une tumeur arrondie, piriforme, à grosse extrémité tournée en bas, située dans la région de la vésicule. Cette tumeur paraît fluctuante et très-douloureuse à la pression. Le souffle à la pointe persiste, mais diminue d'intensité. L'affaiblissement est considérable. Bruit de souffle systolique dans les gros vaisseaux.

Le 22. Même état, souffle à la pointe peu intense, les battements du cœur sont faibles, ils s'entendent mal. Le souffle que l'on avait trouvé dans les gros vaisseaux persiste. R. 20. P. 86. — T. R. S. 38°,2.

Le 24. Frissons hier au soir pendant une heure, sueur pendant toute la nuit, le malade se plaint d'être très-affaibli ce matin.

Le 26. Le malade n'a pas eu de nouveaux frissons mais il est toujours plongé dans une certaine torpeur. Le souffle persiste R. 18. — T. R. S. 38°,5. — P. 76.

Le 29. Etat meilleur, l'ictère diminue ainsi que la tumeur que l'on avait constatée au niveau de la vésicule. On observe une singulière modification dans les bruits du cœur: le premier paraît dédoublé; il commence par un souffle et finit par un léger claquement. P. 70. — R. 18. — T. R. S. 37°8.

2 octobre. Le dédoublement du premier bruit cardiaque persiste avec les mêmes caractères. L'ictère est plus intense aujourd'hui qu'il ne l'était il y a deux jours. P. 75 — R. 20 — T. R. S. 38°,2.

Le 7. Amélioration légère, la quantité des matières bilieuses contenues dans l'urine a beaucoup diminué. Le souffle est doux, peu marqué; le premier temps paraît prolongé. Le choc cardiaque est faible. P. 75. — R. 18. — T. R. S. 37°,6.

Le 10. Accès de fièvre hier au soir; frisson, chaleur et sueur; le malade ne peut indiquer la durée de chaque stade; dans leur ensemble ils paraissent avoir duré toute la nuit. Le souffle persiste à la pointe du cœur au premier temps ainsi que dans les gros vaisseaux du cou.

Le 12. Nouvel accès de fièvre semblable au premier; on ordonne 0,50 de cinchonine. Le souffle persiste mais a beaucoup diminué d'intensité. Le pouls est toujours irrégulier. P. 80. — R. 22. — T. R. S. 38°,5.

Le 16. Le malade n'a pas eu de nouvel accès de fièvre jusqu'à hier au soir; il avait continué à prendre de la cinchonine; aujourd'hui la fièvre continue; par moment il a des frissons et une sensation de froid très-accusée, à laquelle succède une sensation de chaleur très-pénible. T. R. S. 39. — P. 85. — R. 23. Le souffle a presque disparu.

Le 20. Il n'est plus possible d'entendre aucun souffle, les bruits du cœur sont confus, mal frappés. Le malade n'a pas cessé d'avoir de la fièvre depuis le 16 octobre. L'ictère a beaucoup augmenté, l'affaiblissement est extrême.

Le 24. Même état, plus de souffle. T. R. S. 39°,2 — R. 23. — P. 95.

Le 27. L'état du malade s'aggrave encore; hier il a eu une syncope. Il ne veut pas mourir à l'hôpital et s'en va.

Obs. VIII. (2e salle des femmes, service de M. Clément. Observation recueillie par M. Antoine Magnin, interne des hôpitaux de Lyon.) — Coliques hépatiques. — Souffle au premier temps et à la pointe du cœur apparaissant avec le ralentissement du pouls et disparaissant avec lui.

A. Tr..., journalière, 34 ans, entre à l'hôpital, le 26 juillet 1874. Cette femme a eu une chorée à l'âge de 11 ans, une fièvre typhoïde à l'âge de 13 ans. Depuis cette époque elle souffre de coliques hépatiques. Elle éprouve une douleur vive dans l'hypochondre droit s'irradiant dans le dos, à chacun de ces accès qui surviennent au moins une fois par semaine, puis elle présente ensuite de l'ictère. Pendant ce temps elle n'a pas de la fièvre, les urines sont fortement teintées en jaune et les selles sont complètement décolorées.

Aujourd'uui même elle a présenté tous les symptômes éprouvés à ses attaques antérieures, toutefois les douleurs qu'elle a ressenties n'ont pas été aussi intenses qu'elles l'étaient précédemment. Elle ne peut digérer qu'avec difficulté la viande et surtout les matières grasses; elle digère bien plus facilement les légumes et les farineux. Elle ressent une démangeaison vive uniformément répandue sur tout le corps. Il n'y a rien à noter de particulier du côté des organes de la respiration ou de la circulation.

Traitement. — Eau alcaline gazeuse nº 4, tisane de chicorée et réglisse, capsules de térébenthine.

Le 20 août. Les battements du cœur sont réguliers; pas de souffle ni à la pointe, ni à la base. Pas d'accès depuis trois semaines ; teinte subictériqne peu prononcée ; prurit généralisé.

Le 27. La teinte ictérique que présente aujourd'hui la malade est beaucoup plus prononcée. P. 40. Souffle au premier bruit à la pointe ; accablement extrême, céphalalgie, douleurs très-vives à l'exploration de la région hépatique. Vomissements bilieux depuis 4 jours, moindres depuis hier au soir. La malade a un hoquet presque continuel.

A la visite du soir on constate que l'assoupissement est plus marqué, qu'il y a du subdélirium, que les extrêmités sont refroidies. T. A. S. 36°,3. — P. 76. Il n'y a plus de bruit de souffle et les pulsations sont moins irrégulières que ce matin.

Le 28. Facies grippé, refroidissement des mains, du nez, état nauséeux. Douleur vive au niveau de la région hépatique ; pouls 72 ; battements du cœur très-irréguliers ; on perçoit 6 ou 7 pulsations régulières, puis tout à coup le doigt ne sent plus rien pendant l'espace de deux pulsations ; à l'auscultation on entend à ce moment un bruit de souffle prolongé. Langue épaisse, haleine fétide. La palpation de l'abdomen est douloureuse. La constipation continue. La malade a pris ces jours-ci du chloral et de la morphine pour calmer ses douleurs. Ce soir, même état : souffle systolique à la pointe par intermittence. P. 48, irrégulier.

Le 29. La constipation persiste. Abdomen ballonné, doulou-

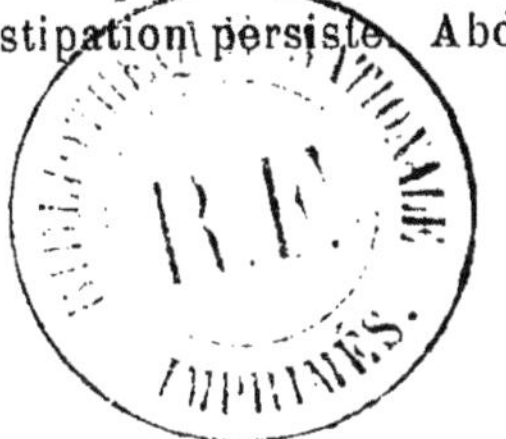

reux. Le bruit de souffle ne s'entend plus ce matin. P. 72, irrégulier. Lavement (sulfate de soude et séné).

Le 30. Evacuation alvine, hier au soir même état.

Le 31. P. 68, irrégulier, persistance de l'état nauséeux, hoquet, bruit de souffle au premier temps à la pointe.

Ce soir le pouls est très-irrégulier; il bat 56 fois par minute; après 4 ou 5 pulsatoins très-rapides, il s'arrête pendant le temps de 2 pulsations environ : à ce moment, l'auscultation révèle un bruit de souffle systolique manifeste à la pointe.

Le 1er septembre. P. 64, régulier; le souffle persiste; 1 selle hier; état général meilleur. Langue couverte d'un enduit blanc jaunâtre; douleur abdominale surtout dans le flanc droit; la malade dit qu'elle voit mal les objets qui l'environnent. Il n'y a pas d'inégalité dans les pupilles.

Le 2. L'ictère persiste; l'état s'améliore; les selles sont toujours décolorées. P. 66 et 68, régulier; souffle bien marqué à la pointe.

Le 4. P. 54, irrégulier; souffle systolique à la pointe toujours très-marqué. L'ictère conserve son intensité; les matières fécales sont encore décolorées et l'urine contient beaucoup de pigment biliaire.

Le 7. Depuis hier la teinte ictérique a presque disparu. P. 84, régulier; on ne perçoit plus de souffle à la pointe du cœur; état général meilleur.

Le 8. P. 80, régulier; on ne perçoit plus de souffle, le premier bruit est encore mal frappé.

Le 11. La malade part; elle n'a presque plus d'ictère; elle a de l'appétit, elle reprend des forces. P. 75, régulier; plus de souffle.

Obs. IX. (Due à l'obligeance de M. Clément, médecin des hôpitaux de Lyon.) — Ictère accompagnant un catarrhe gastrique. — Souffle au premier bruit et à la pointe du cœur et apparaissant et disparaissant avec le ralentissement du pouls.

V..., chauffeur dans une usine à gaz, ne présente aucun antécédent morbide. Il n'a jamais eu de syphilis, de rhumatisme; peut-être a-t-il fait quelques excès alcooliques, encore ne les avoue-t-il pas; depuis trois ou quatre jours il éprouve sans cause appréciable des frissons, de la céphalée, de l'anorexie, et il est pris d'une sensation de faiblesse assez prononcée.

Aujourd'hui, 12 juillet, P. 112, T. A. 39°,1. La peau est

sèche et présente une teinte ictérique intense; sa famille avait remarqué dès la veille ce changement de couleur. Il présente les mêmes symptômes que les jours précédents. Les bruits du cœur sont normaux et les battements réguliers.

Le 14. Le malade a eu des épistaxis abondantes. Il présente des taches de purpura disséminées sur le tronc tout entier. P. 115. Les selles sont décolorées, grises, les urines présentent une teinte ictérique manifeste. Le malade a eu de l'agitation cette nuit. L'on n'observe rien d'anormal du côté du cœur.

Le 16. Le malade n'a pas eu de nouvelles épistaxis. La peau est moins chaude. P. 90. On observe quelques taches ecchymotiques nouvelles sur le tronc et sur les jambes. La région hépatique n'est pas douloureuse à la pression. Les battements du cœur sont réguliers, les bruits sont normaux.

Le 19. Apyrexie complète. P. 70. Le malade se plaint d'un prurit cutané assez intense. Les selles sont toujours décolorées. L'état général paraît meilleur; il n'y a pas eu de nouvelles épistaxis. La langue est toujours chargée d'un enduit jaunâtre. L'auscultation révèle un bruit de souffle systolique à la pointe du cœur; il ne se propage ni vers la base, ni dans les vaisseaux du cou, mais bien du côté de l'aisselle. Les battements du cœur sont réguliers.

Le 22. P. 56. Les battements du cœur sont réguliers. Le ralentissement de l'évolution cardiaque a surtout lieu pendant le grand silence. Le souffle systolique est très-intense, très-évident, il est toujours localisé à la pointe du cœur. Les selles commencent à prendre une teinte brune.

Le 25. P. 68. Le souffle persiste ; mais la teinte ictérique commence à disparaître. Le malade reprend de l'appétit.

Le 30. Le malade n'accuse plus qu'un peu de faiblesse. Le souffle a disparu ; le pouls est normal.

Le 10. Le malade avait repris son travail, le souffle n'avait pas reparu.

PATHOGÉNIE.

Il semble au premier abord que la connaissance du mode de production de l'insuffisance mitrale, que nous avons observée, soit assez facile à acquérir en examinant les phénomènes déterminés par l'action de la bile sur le cœur ; mais aujourd'hui encore la lumière n'est pas absolument faite sur ce point. Beaucoup d'expérimentateurs d'une grande valeur se basant sur des expériences, qui auraient dû fournir des preuves toujours identiques, irréfragables, sont arrivés à des conclusions fort différentes.

Frerichs (1), ayant injecté de la bile dans le système circulatoire de divers animaux, est arrivé à la conclusion suivante : « La présence d'une grande quantité de « bile dans le sang d'animaux vivants n'exerce aucune « influence perturbatrice essentielle sur leurs fonc- « tions. » Toutefois les démangeaisons à la peau, le ralentissement cardiaque sont bien dus, pour lui, à l'action biliaire. Le vertige, la céphalée, le vomissement, que l'on observe quelquefois, sont dus au catarrhe gastrique concomitant. Il est rare, dit-il, de les voir dans les cas chroniques sans d'autres causes déterminantes (que l'ictère), et alors ils annoncent le plus souvent des accidents nerveux graves, qui dépendent non pas de l'ictère, mais d'autres troubles des fonctions du foie. Le ralentissement du pouls n'est pas constant dans l'ictère ; il y a des cas où il manque pendant toute la durée de la maladie. Il s'accompagne souvent d'arrhythmie. Frerichs note encore (2) l'accélération que subit le pouls, si un état morbide aigu vient compliquer l'ictère, et la diminution du nombre des pulsations que l'ictère produit, lorsqu'il survient comme complication.

(1) Frerichs. Traité des maladies du foie, traduct. française, 1866, p. 92.
(2) Frerichs, loc. cit., p. 114.

Grollemund, dans sa thèse inaugurale (1), rapporte que Leyden a vu, sous l'influence d'injections d'acides biliaires dans le système circulatoire des lapins, se développer une dégénérescence graisseuse du foie, des reins et des fibres musculaires du cœur. Dans ses expériences sur les chiens, cet expérimentateur a trouvé absolument les mêmes lésions anatomiques du côté du foie, des reins et du cœur. Ces derniers animaux offraient aussi comme les lapins des convulsions, des urines albumineuses et teintées de matières biliaires.

Nous voyons encore consignée dans la même thèse cette remarque de Landois qu'il fallait une certaine dose de bile pour ralentir le pouls, et qu'à petite dose elle l'accélérait au contraire; du reste même à de hautes doses le ralentissement cardiaque serait précédé d'une légère accélération.

La remarque de ces faits a amené M. Schuster (2) à cette conclusion : que Landois se ralliait en quelque sorte à la théorie de Traube établissant qu'il n'y a pas de poisons capables d'anesthésier de prime abord les nerfs.

Röhrig attribue le ralentissement du pouls à l'action des sels biliaires qui s'adresseraient directement au système ganglionnaire moteur du cœur dont ils paralyseraient l'activité, se différenciant ainsi de la digitale qui excite le système régulateur. Il arrive à ces conclusions que M. Schuster met en regard de celles de Traube : 1° Pendant l'empoisonnement par les sels biliaires, les fonctions des trisplanchniques n'attestent qu'un calme

(1) Grollemund. Etude expérimentale de l'action des sels biliaires sur l'organisme. Th. de la Faculté de Strasbourg, 1869, 3e série, n° 197.

(2) Schuster. Union médicale, t. XXII, p. 48, 1864.

parfait; 2° Le ralentissement du pouls, dû à la cholémie, n'est jamais suivi d'accélération ; 3° La section des nerfs vagues lorsqu'elle est pratiquée pendant l'intoxication cholémique, loin de faire cesser la lenteur dynamique du cœur, la fait encore ressortir davantage; 4° Lorsqu'on plonge le cœur d'une grenouille dans une solution de cholate ou de glycocholate de soude ou dans de la bile concentrée, les contractions de ce viscère se ralentissent,

Traube a toujours trouvé une diminution de tension dans le système artériel chez les animaux sur lesquels il expérimentait; mais il n'a pas toujours obtenu un ralentissement du pouls. L'explication de ce fait est encore à donner. Cherchant à expliquer le ralentissement, il a vu qu'il pouvait être occasionné par deux ordres de choses : 1° par l'excitation anomale du système régulalateur du cœur; 2° par l'affaiblissement du muscle cardiaque lui-même.

Le système nerveux musculo-moteur (ou le plexus ganglionnaire du cœur et les filets qui s'en détachent) est forcé, pour arriver à son but dynamique, de vaincre une certaine somme de résistances. Plus cette somme sera forte, plus l'intervalle séparant le moment de l'impulsion motrice de celui de la contraction cardiaque sera long.

On voit donc que la résistance totale se compose de : 1° la résistance opposée par l'inertie du muscle cardiaque lui-même; 2° la résistance opposée par le système nerveux modérateur ou régulateur du cœur.

L'affaiblissement déterminé par l'inertie du muscle cardiaque doit donc s'accroître dans la proportion même du degré d'affaiblissement de l'organe contractile, qu'il soit causé par la fatigue ou un commencement de dégénérescence graisseuse. Traube a expérimenté l'action des sels biliaires sur les globules sanguins, et il les a vu fondre dans la solution de ces sels comme des boules de neige dans de l'eau chaude. Aussi pour lui c'est surtout au manque d'oxygène dans le sang, dont les globules sont en partie dissous, qu'il faut attribuer la cause de ces symptômes. Le muscle cardiaque mal approvisionné d'oxygène oppose aux excitations motrices une résistance anormale ; il en ralentit les effets d'une telle façon qu'on croirait avoir affaire à une surexcitation du système nerveux régulateur des mouvements du cœur, surexcitation qui non-seulement peut faire défaut, mais qui dans la jaunisse peut être remplacé par un certain degré d'anesthésie.

Kleinpeter (1) a aussi expérimenté avec des sels biliaires sur des grenouilles, sur des lapins. Il a vu un morceau de muscle d'une grenouille curarisée perdre sa contractilité au bout de trois minutes lorsqu'on le plongeait dans une solution de taurocholate de soude, tandis qu'un autre fragment de muscle de la même grenouille, qui n'avait pas été soumis à cette immersion, conservait pendant longtemps encore sa contractilité. Sa conclusion a été que la bile agissait sur le muscle lui-même en le paralysant.

Il a aussi injecté une solution de taurocholate de soude dans la jugulaire d'un gros lapin. Il a vu, trois minutes après l'injection, le pouls, qui, avant l'opération, battait 134 fois par minute, ne plus battre que 98 fois pendant le même espace de temps. Une heure après

(1) Kleinpeter : Du pouls dans l'ictère simple. Th. de Nancy, 1874.

une deuxième injection, le pouls qui battait 146 fois par minute, ne donna plus que 178 pulsations lorsqu'il eut sectionné le pneumogastrique. L'action des sels biliaires sur le nerf vague est donc évidente.

En résumé, on voit toutes ces recherches aboutir à un résultat commun : affaiblissement de la contraction du cœur produite soit par une paralysie de son innervation, soit par une paralysie de son activité musculaire. Toutefois l'action des sels biliaires sur les fibres nerveuses, qui régissent les mouvements cardiaques, n'est pas encore complètement élucidée.

Mais il est un point que Traube a surtout mis en évidence, c'est la faible tension du système artériel après l'injection de sels biliaires dans le courant sanguin. Cet abaissement de tension n'est nullement en rapport avec l'accélération ou avec le ralentissement du pouls. M. Schuster le signale dans l'étude critique qu'il a faite du mode d'action des poisons du cœur (1). Voici en substance ce qu'il dit : Les cliniciens ont observé depuis longtemps que l'ictère apyrétique intense s'accompagne habituellement d'un ralentissement notable du pouls. Ce phénomène s'observe dans la position horizontale et non plus lorsque l'ictérique marche ou fait un exercice. A la diminution du nombre des pulsations artérielles se joint constamment en pareil cas celle de la pression du sang ou de la tension artérielle, affaiblissement qui persiste, fait important, malgré l'accélération circulatoire obtenue par la déambulation ou la station debout.

Cet affaiblissement indépendant de l'accélération ou

(1) Schuster. Des poisons du cœur envisagés sous le rapport de leur mode d'action, plus spécialement de l'intoxication cardiaque par les sels de la bile (cholécates, glycocholécates). Union médicale, t. XXII, p. 485.

du ralentissement cardiaque, circonstances qui ordinairement ont une action marquée sur la tension artérielle, est encore un argument important en faveur de l'action de la bile sur le cœur lui-même et de la tendance paralytique qu'elle lui imprime. C'est à cette action paralysante de la bile sur la substance musculaire même du cœur que nous attribuons le plus grand rôle dans la production du souffle, que nous avons observé chez nos malades.

Sous cette influence perturbatrice on peut voir se produire différents phénomènes pathologiques du côté du cœur : la dilatation du muscle cardiaque, le non-resserrement de l'orifice auriculo-ventriculaire, la paralysie des muscles papillaires.

La dilatation cardiaque passagère est probable. Il est naturel de penser que le cœur qui a perdu de sa tonicité laissera ses parois se distendre sous l'influence de la pression de la masse sanguine qui tend à les écarter. Nous ne l'avons pas constatée, cette dilatation, probablement parce qu'elle était peu prononcée. Les dilatations aiguës du cœur ne sont généralement pas aussi considérables que celles que l'on observe à la suite des maladies valvulaires et c'est à cette première classe de dilatations qu'il faut rapporter celle qui nous occupe.

A cette ectasie temporaire, il faut encore ajouter comme conséquence paralytique, la lenteur, la mollesse et peut-être l'absence de resserrement de l'orifice auriculo-ventriculaire. Ce resserrement existe réellement ; Chauveau et Faivre (1) l'ont constaté. Ils ne l'ont pas trouvé aussi énergique que le croyait Parchappe, mais

(1) Chauveau et Faivre. Gazette médicale de Paris, 1856.

seulement suffisant pour permettre l'affrontement du bord marginal des valvules.

Serait-ce donc à ces deux modifications morbides qu'il faudrait rapporter le point de départ de l'inocclusion que nous avons rencontrée et qui nous a été révélée par un bruit de souffle systolique, ayant son maximum d'intensité à la pointe du cœur ? Pour nous, la dilatation du cœur et le défaut du resserrement auriculo-ventriculaire ne nous paraissent pas avoir la plus grande part dans la genèse du souffle, quoique cependant ils puissent y aider en ajoutant leurs effets à ceux d'autres causes. La cause principale de ce phénomène morbide nous a semblé être la paralysie des muscles papillaires tenseurs des valvules.

Nous avons été amené à cette manière de voir par ce fait que nous ne trouvions pas dans les altérations du reste du cœur, du sang, car l'on a admis que les variations dans la composition de ce dernier pouvaient donner lieu à un bruit de souffle, des raisons qui pussent nous faire comprendre l'apparition, la disparition brusques du symptôme morbide que noüs étudions et différentes particularités qu'il présente. En effet, nous l'avons déjà montré, il y a tout lieu de ne pas accorder à la dilatation cardiaque une grande importance ; car si elle paraît rationelle, possible, jusqu'à présent elle a échappé à nos investigations. Hamernjk a prétendu, il est vrai, que dans les cas de dilatation aiguë la percussion restait muette ; mais d'autres auteurs et Friedreich en particulier, affirment qu'on la constate lorsqu'elle existe. Du reste, eu égard à l'intensité du souffle que nous avons quelquefois observé, si elle avait été réellement la cause de ce souffle, nous l'aurions assurément trouvée.

Il est plus difficile d'apprécier à sa juste valeur la diminution de l'énergie du resserrement de l'orifice auriculo-ventriculaire. Il n'est pas considérable à l'état ordinaire, et la force de contraction qui reste au cœur doit être bien suffisante pour maintenir en place des valvules qui, sous la simple pression mécanique, déterminée par de l'eau que l'on introduit par la pointe du ventricule, affrontent déjà leur bord libre. En outre, du moins en ce qui concerne le ventricule gauche, le resserrement concentrique n'est pas produit par un système de fibres spéciales ; il paraît être la conséquence du retrait systolique du cœur, qui se fait aussi bien en largeur qu'en hauteur. Si (1) l'on voulait même pénétrer plus avant dans son mode de formation, on verrait qu'il est peut-être formé par l'action des muscles papillaires, qui exerçant une traction portant aussi bien à leur partie supérieure qu'à leur partie inférieure, tendent, au moment de la systole ventriculaire, à augmenter dans sa hauteur aux dépens de sa base, le cône creux qu'ils forment en rapprochant le bord libre des valvules. Or la base de ce cône n'est autre chose que l'orifice auriculo-ventriculaire, et si le resserrement de cet orifice n'est pas complet, ou peut encore invoquer la faiblesse de la contraction des colonnes charnues qui vont aux valvules.

Quant à l'anémie, nous lui refusons toute immixtion dans la production du souffle mitral dans l'ictère. Notre manière de voir à son sujet est fondée sur

(1) Kohl. Etude critique sur la physiologie de l'appareil auriculo-ventriculaire. Thèses de Strasbourg, 1869, 3e série, n° 231.

ce qu'il n'y a aucun rapport entre l'apparation du souffle et le moment où l'anémie est la plus intense, et sur ce que, nous l'avons observé plusieurs fois, le souffle se montrait à la fin d'un ictère fébrile, alors que le malade allait mieux, n'ayant pas paru au début de la maladie, au moment où l'ictère et la fièvre se réunissaient pour amener la déglobulisation du sang.

Il nous reste à examiner l'état des muscles papillaires dans les nouvelles conditions où les place l'intoxication créée par l'ictère.

En nous servant du mot ictère, nous comprenons sous cette dénomination, non-seulement le fait de la coloration plus ou moins jaune des téguments, mais aussi l'ensemble symptomatique occasionné par l'altération de la crase sanguine qu'entraînent et la résorption de la bile et la présence dans le sang de certains produits mal déterminés qui n'ont pas été éliminés par le foie.

Ces produits paraissent, en effet, jouer un grand rôle dans l'histoire pathologique de l'ictère, et plus importants, à ce que prétend Frerichs, que la résoption biliaire elle-même. Quoi qu'il en soit de la prédominance de l'action de l'un ou de l'autre, il est certain que les accidents graves que l'on observe dans certaines formes d'ictère sont sous la dépendance de l'altération du sang par les produits hépatiques, et ne sont pas la conséquence immédiate de la cause primordiale de la maladie.

Voici du reste ce qu'ont dit à cet égard Béhier et Hardy (1); il s'agissait, dans le cas qui motiva cette réflexion, d'une malade morte avec les symptômes ty-

(1) Béhier et Hardy. Traité de pathologie interne.

phoïdes, infectieux, les plus prononcés, à l'autopsie de laquelle on trouva un calcul volumineux obstruant complètement le canal cholédoque et empêchant absolument le cours de la bile. « C'est donc à l'altération du « sang, altération consécutive à l'arrêt de la sécrétion « biliaire, qu'il faut rapporter cette physionomie de « symptômes dans l'hépatite diffuse et non pas à la na- « ture même de la maladie, laquelle n'intervient dans « cet ensemble de phénomènes qu'à titre de cause pro- « ductrice de cet arrêt de la sécrétion hépatique. » Aussi ne tiendrons-nous pas compte de l'étiologie de l'ictère dans la pathogénie de l'insuffisance mitrale qu'il détermine, car celle-ci est toujours due à l'influence des poisons hépatiques.

Il est bien entendu cependant que nous n'avons pas en vue, dans cette étude, les lésions que l'on observe concurremment avec l'ictère dans certains empoisonnements, par exemple dans l'empoisonnement par le phosphore. Dans ce cas l'ictère et la lésion cardiaque n'ont nullement des relations de cause à effet, mais sont produits simultanément par la même cause, l'action du phosphore.

Il est bien évident que les toxiques biliaires exerceront la même action paralytique sur les muscles papillaires que celle qu'ils exercent sur le système musculaire tout entier. Mais ces muscles papillaires seront-ils plus vivement impressionnés que les autres muscles de l'économie, que les autres parties musculaires du cœur? Nous serions tenté de le croire et divers faits plaident en faveur de cette opinion. Si l'on examine les lésions que l'autopsie révèle dans certains cas où l'action des poisons venant du foie a été assez grande pour amener la mort, on trouve en même temps que des dégénérescences graisseuses du foie et des reins, qui sont de beaucoup les plus fréquentes, une dégénérescence graisseuse de la fibre myocardique elle-même. Cette altération a été constatée par Buhl, Klob, Wunderlich, que cite Friedreich ; elle avait été amenée, suivant l'expression de cet auteur, « par l'infection du sang occasionnée par des produits de décomposition venant du foie. » Hecker (1) a observé les mêmes lésions anatomiques dans un cas d'ictère grave.

Cette dégénérescence du cœur de nature infectieuse, que Stokes et Louis avaient décrite sous le nom de ramollissement aigu du cœur, est bien différente de la surcharge graisseuse du même organe. Dans cette dernière, en effet, la graisse envahit de dehors en dedans la substance cardiaque en suivant les trabécules du tissu conjonctif, tandis que dans la dégénérescence primitive du cœur, c'est la fibre musculaire elle-même qui perd ses caractères anatomiques. La lésion marche alors du centre du cœur à sa périphérie et elle est toujours plus accentuée dans le ventricule gauche; bien plus « c'est surtout aux muscles papillaires et aux trabécules que le processus se localise souvent. » (Friedreich) (1).

Si l'on veut bien maintenant rapprocher la propriété paralysante des toxiques biliaires, de l'action élective des éléments infectieux (parmi lesquels il faut ranger ces toxiques), sur certaines parties du myocarde, on voit qu'il est rationnel d'admettre que les parties les plus lésées seront les plus paralysées. Dans les cas d'ictère

(1) Hecker. Union médicale, t. XXIII, p. 13, 1864.

(2) Friedreich. Traité des maladies du cœur, trad. française de Lozber et Doyon, 1873, p. 308

léger où les altérations du sang ne sont pas assez considérables ou assez prolongées pour produire des lésions anatomiques appréciables, il est évident que la paralysie, qui est la seule expression du premier degré de l'action du toxique, sera bien plus accentuée dans les points qui sont le plus vivement impressionnés. L'anatomie pathologique nous a révélé ces points dans les cas graves. Cette grande propension qu'ont les muscles tenseurs des valvules à s'altérer dans leur texture, a conduit également Friedreich à mettre sur le compte de la diminution de l'énergie de leur contraction, la production de certains souffles qu'il avait observés dans d'autres circonstances.

Il s'exprime ainsi à cet égard : « La fréquence relative extrême avec laquelle la dégénérescence graisseuse des éléments musculaires s'observe au ventricule gauche, et surtout dans les muscles papillaires qui sont si essentiels pour la tension des valvules, pourrait expliquer la production si habituelle des bruits de souffle anorganique aux orifices du cœur gauche et surtout à la mitrale, » (1).

L'existence des souffles anorganiques ne relève pas de l'hypothèse, c'est un fait démontré. L'autopsie elle-même est venue prouver leur existence en ne révélant aucune lésion cardiaque chez des sujets qui, pendant leur vie, avaient présenté un souffle au premier temps et à la pointe du cœur. Nixon (2) cite cinq cas dans lesquels on observa ce genre de souffle. Trois fois la nécropsie ne révéla aucune lésion du cœur, et deux fois le

(1) Friedreich. Op. cit., p. 151.

(2) Nixon. On functional mitral murmur. Revue des sciences médicales, t. II, p. 690.

souffle disparut. Aussi attribue-t-il ce souffle mitral à un défaut de rapport (de correspondance) entre l'action des fibres du ventricule et celle des muscles papillaires. Il croit que ce trouble fonctionnel serait dû lui-même à l'atonie des muscles papillaires ou à une perversion dans leur rhythme.

Nous attribuons nous aussi à l'inocclusion de l'orifice auriculo-ventriculaire gauche, le souffle qui s'est montré au premier temps et à la pointe du cœur dans les ictères que nous avons observés avec cette complication.

Cette inocclusion est déterminée par la paralysie des muscles papillaires qui est elle-même la conséquence de l'intoxication biliaire.

Il n'est point du reste nécessaire d'admettre, pour expliquer sa production, que la paralysie porte plus spécialement sur eux que sur le reste du cœur, bien que ce soit là notre conviction.

La théorie qui fait jouer un rôle presque purement passif à l'appareil auriculo-ventriculaire, c'est ainsi que Küss nomme l'ensemble des valvules et de leurs muscles moteurs, ne nous rend pas suffisamment compte de la façon dont se produit cette insuffisance mitrale. Sa pathogénie, au contraire, est bien mieux élucidée par la théorie de Burdach, Purkinje, Nega, Kürschner, à laquelle se rallie Friedreich, et qu'adopte Küss en l'exagérant. Dans cette manière de voir, les muscles papillaires auraient un rôle bien plus actif que celui que leur avaient assigné Chauveau et Faivre.

Pour les premiers auteurs en effet, par la traction qu'exercent sur les valvules les muscles qui s'y rendent, il se forme un mode d'occlusion énergique. On voit les valvules juxtaposées former un cône creux qui proémine dans le ventricule au moment de la systole, et qui, du même coup, aide au ventricule à se vider, et à l'oreillette à se remplir par le nouvel accroissement de capacité qu'il lui donne. Pour les seconds, les muscles papillaires jouent à peu près le rôle de ressorts de sûreté, maintenant en place des valvules qui veulent s'écarter et dépasser les limites qui leur sont assignées. C'est aussi à un mode d'occlusion active que conclut la théorie à laquelle est arrivé M. Marc Sée en se basant sur la disposition des colonnes charnues qui vont aux valvules, sur la configuration de ces dernières et des ventricules. Diverses considérations nous ont amené à croire que c'était à la diminution de la contraction musculaire nécessaire à une occlusion active, que devait se rapporter la cause de l'insuffisance mitrale observée dans le cours de quelques ictères. En supposant d'abord que les colonnes musculaires de premier ordre n'aient d'autres fonctions que d'amener l'affrontement des bords libres des valvules au moment de la contraction ventriculaire, leur paralysie n'est pas tellement grande qu'elles ne puissent encore maintenir en place le bord marginal des valvules, et maintenir un affrontement qui a déjà lieu lorsque le ventricule est plein de sang et qu'il ne se contracte pas.

La tension cardiaque a beaucoup diminué dans l'espèce et la résistance que doivent lui opposer les valvules est bien moindre qu'à l'état normal. L'action paralytique biliaire ne s'est pas limitée aux muscles tenseurs des valvules, elle a aussi atteint le reste du cœur ; c'est ce qui explique l'affaiblissement de la tension artérielle.

Tandis que, si l'on considère les piliers musculaires libres, luttant à la fois contre les valvules qui les entraînent en haut sous l'influence de la pression sanguine et contre le sang contenu dans le ventricule, sang sur lequel ils pressent avec une certaine force, on comprend bien mieux que, sous l'influence d'une paralysie relativement légère, ils ne puissent suffire à leur double fonction et n'amener qu'une occlusion imparfaite.

Le siége presque constant à l'orifice auriculo-ventriculaire gauche, de l'insuffisance que fait naître l'intoxication biliaire, vient apporter un nouvel appui à notre opinion. Une seule fois nous avons entendu un bruit de souffle systolique à la base de l'appendice xiphoïde. L'insuffisance tricuspidienne peut donc exister, mais elle est rare, et dans le cas où nous l'observions (observat. I), elle était accompagnée d'un bruit de souffle manifeste et beaucoup plus intense à la pointe du cœur. On peut expliquer cette localisation élective de l'inocclusion à l'orifice mitral, en considérant la différence de structure, de fonctionnement des deux appareils auriculo-ventriculaires.

A gauche, l'occlusion de l'orifice mitral est due tout entière à la contraction des muscles papillaires, les recherches anatomiques de M. Marc Sée (1) le démontrent; à droite, au contraire, on trouve une bandelette musculaire qui rapproche la paroi du ventricule droit de la cloison interventriculaire, et ne laisse que peu de chose à faire aux muscles papillaires pour produire l'occlusion physiologique. Ils auraient été incapables de la produire par leurs propres forces. Il ressort évidemment de cette

(1) Marc Sée. Recherches sur l'anatomie et la physiologie du cœur, spécialement au point de vue des valvules auriculo-ventriculaires, 1875.

localisation constante de l'insuffisance valvulaire à l'orifice mitral, que c'est surtout à la paralysie des muscles papillaires qu'il faut l'attribuer, puisque c'est dans le ventricule où ils jouent le rôle principal que ce phénomène se produit, tandis qu'on ne l'observe pas dans l'autre ventricule où l'action du cœur est surtout prépondérante.

Mais si le siége de l'insuffisance auriculo-ventriculaire que l'on observe dans l'ictère est invariable, il n'en est pas de même de son existence. Elle nous a paru subordonnée à diverses circonstances. Le ralentissement et l'accélération des pulsations cardiaques nous ont paru avoir une influence inverse sur sa production, bien que cependant on puisse l'observer dans ces deux modes d'activité du cœur.

Le ralentissement des mouvements du cœur favorise évidemment dans l'ictère la production de l'insuffisance mitrale. Toutes les fois que chez les malades que nous observions, nous avons vu tomber le pouls à 40 pulsations, nous avons constaté le souffle symptomatique de l'orifice auriculo-ventriculaire gauche. Nous ne concluons pas assurément de ce fait qu'il y aura un souffle au premier temps et à la pointe du cœur, toutes les fois que dans un ictère on constatera un ralentissement considérable du pouls ; nous n'avons pas encore à notre disposition un assez grand nombre d'observations pour le faire ; mais nous nous croyons en droit d'affirmer, d'après ce que nous avons vu, que la diminution du nombre des pulsations cardiaques dans l'ictère, favorise beaucoup la production d'une insuffisance mitrale.

Il serait difficile de comprendre l'influence de la diminution du nombre des battements du cœur sur la production de l'inocclusion mitrale, si l'on ne tenait compte de l'étiologie même de ce ralentissement dans l'ictère, étiologie qui est absolument différente de celle de la plupart des phénomènes de ce genre. L'auscultation, en effet, ne révèle nullement le signe de l'insuffisance mitrale dans les cas du ralentissement du cœur que l'on observe dans certaines maladies de l'extrémité supérieure de l'axe spinal ou après l'usage de la digitale. Ce fait a été constaté il y a longtemps, et Andral (1) rapporte le cas d'un homme atteint d'une maladie de la moelle dont le pouls ne battait que 30 fois par minute. « Il était d'ailleurs régulier, et, par l'auscultation, on ne découvrait dans le cœur aucune altération de texture, on y constatait seulement la même lenteur que dans les battements du pouls. » Le ralentissement du pouls dans l'ictère, comme le démontrent les recherches de Traube, de Röhrig, de Kleinpeter, n'est pas due à une excitation du système nerveux, modérateur du cœur, qui tout en diminuant le nombre des pulsations leur laisse leur force, excitation qui peut exister seule ou unie à des contractions anormales de la fibre myocardique persistant pendant un temps plus long que d'ordinaire. Il est dû à la paralysie de la fibre musculaire du cœur elle-même, à la paralysie nerveuse qui frappe aussi bien le système nerveux excitateur que le système nerveux modérateur.

Il est dès lors facile de comprendre qu'une insuffisance auriculo-ventriculaire ne se produise pas dans les cas où le cœur, tout en présentant un ralentissement considérable, a gardé assez de force et plus de force

(1) Andral. Cliniques médicales, t. III, p. 80.

qu'il ne lui en faut pour maintenir fermés à de certains moments, les orifices qui doivent l'être. Les conditions étiologiques inverses du ralentissement causé par l'ictère explique au contraire la production d'une inocclusion dans les mêmes circonstances ; à la faiblesse de la contraction musculaire qui, par elle seule, peut déjà la déterminer vient encore s'ajouter un manque d'excitation. C'est donc à la diminution de l'excitation nerveuse, à la diminution de la force de la contraction musculaire que nous attribuons l'insuffisance que nous avons observée constamment dans l'ictère, lorsque le pouls était ralenti.

Plusieurs fois (observat. IV, V, VIII, IX), nous n'avons constaté le signe de l'insuffisance mitrale que lorsque le pouls était devenu moins fréquent, et lorsque dans le cours d'un ictère, il y avait des alternatives de ralentissement et d'accélération du pouls, c'était toujours pendant la période de ralentissement que le souffle apparaissait.

C'était un fait bien singulier de pouvoir dire chaque jour en considérant seulement le degré de fréquence du pouls chez les malades que nous observions, s'il y avait ou non un bruit de souffle au premier temps et à la pointe du cœur. Bien plus, chez une malade qui, pendant le cours de son ictère, présentait un trouble singulier du pouls, caractérisé par une pulsation prolongée survenant après 7 ou 8 pulsations normales, on observait un bruit de souffle qui n'avait lieu qu'au moment de cette pulsation ralentie. Il révélait en quelque sorte une insuffisance qui n'attendait qu'une occasion opportune pour se manifester.

Nous avons constaté, souvent aussi, avec un nombre

normal et même avec un nombre plus élevé de pulsations, l'existence d'un souffle offrant les mêmes caractères que celui que nous venons de voir coïncider avec le ralentissement du cœur. Au premier abord, il paraît bien difficile de pouvoir expliquer un fait aussi étrange; dans certains cas, le retour au nombre normal des pulsations cardiaques fait disparaître le souffle de l'insuffisance mitrale, qui ne s'était montré que lorsqu'elles étaient rares, dans d'autres cas, au contraire, le souffle persiste malgré le chiffre normal et même plus élevé de ces pulsations.

En examinant de plus près cette question, nous avons vu que cette sorte de contradiction n'était qu'apparente, et qu'il fallait absolument tenir compte, dans la genèse du souffle mitral dans l'ictère, de l'action de deux éléments : la paralysie du système nerveux moteur du cœur, et la paralysie de la fibre musculaire elle-même.

Dans l'ictère simple apyrétique, l'action des toxiques biliaires sur le cœur est dégagée de toute complication ; il se produit alors une paralysie musculaire et une paralysie nerveuse, deux éléments plus que suffisants pour engendrer une inocclusion mitrale. Elle se produit, en effet, nous l'avons constaté, chez tous les malades qui présentaient un ralentissement de pouls marqué pendant le cours de leur ictère. Mais à la fin de l'ictère, que se passe-t-il ? On voit la crase sanguine normale se rétablir, le système nerveux reprendre une activité plus grande, et le système musculaire une énergie plus considérable. Comme conséquence de ce fait, la fréquence du pouls s'élève en même temps que sa tension, l'occlusion auriculo-ventriculaire s'accomplit entièrement, et le souffle, qui n'a plus de raison d'être, disparaît. Sa disparition, dans ce cas, a coïncidé avec l'accélération des contractions cardiaques, revenues à leur nombre normal.

Dans l'ictère avec fièvre, avec accélération du pouls, nous croyons que l'irrégularité dans l'apparition, dans la persistance de l'insuffisance mitrale, est due à des circonstances étrangères qui viennent empêcher l'expression symptomatique, pure et simple de l'action biliaire sur le cœur. Nous avons été amené à cette conviction, par l'examen comparatif que nous avons fait de l'état et des fonctions du cœur dans les différentes sortes d'ictères s'accompagnant d'accélération du pouls, qu'il nous a été donné d'observer.

En premier lieu, nous avons vu que, dans un certain nombre de ces ictères, la paralysie musculaire cardiaque n'était point suffisante pour produire, par elle-même, une insuffisance auriculo-ventriculaire ; il lui manquait le concours de la paralysie nerveuse. En effet, si le muscle cardiaque, dans l'état paralytique où il se trouvait, par le fait de l'action des toxiques hépatiques sur la substance musculaire elle-même, avait eu de la tendance à n'amener qu'une oblitération incomplète de l'orifice mitral, il s'en trouvait empêché par l'action accélératrice que la fièvre imprimait aux mouvements du cœur. Cette interprétation est justifiée par ce fait que, dès que la fièvre tombait, dès que le malade se trouvait à peu près dans une situation analogue à celle dans laquelle l'aurait placé un ictère simple, on voyait le souffle mitral apparaître en même temps que le nombre des pulsations diminuait. L'action paralysant des sels biliaires sur le système nerveux se montrait alors et venait s'ajouter, en la mettant en évidence, à l'action du même genre, sous l'influence de laquelle se trouvait déjà la substance musculaire.

Dans une seconde catégorie d'observations, nous avons remarqué que le souffle au premier temps et à la pointe du cœur persistait avec l'accélération de cet organe. L'infection biliaire était considérable chez tous les malades qui pouvaient rentrer dans cette catégorie. Ils avaient de la fièvre, de la tendance au vertige, à la syncope, quelques-uns présentaient des pétéchies. La température et le pouls étaient au-dessus de la normale. Le cœur était, à n'en pas douter, affecté d'une manière grave chez ces malades ; le souffle mitral, le peu de tension du pouls l'attestaient suffisamment, sans qu'il fût nécessaire de revendiquer, en faveur de la preuve de cette altération, une partie des symptômes énumérés précédemment. L'excitation fébrile du système nerveux, moteur du cœur, ne pouvant faire équilibre à l'action paralysante de la bile sur la fibre myocardique, le souffle persistait alors, malgré l'accélération du pouls.

Dans une troisième classe d'ictères, qui sont de beaucoup les plus fréquents, nous avons observé en même temps l'accélération du pouls et l'absence de l'insuffisance mitrale. Les malades présentaient, dans ce cas, une teinte jaune, plus ou moins accusée, mais ils avaient tous un pouls accéléré ou au moins normal; et une température axillaire qui atteignait souvent 38°,5. D'après la pathogénie que nous avons tracée de l'insuffisance mitrale dans l'ictère, il est facile de comprendre l'absence de l'inocclusion de l'orifice auriculo-ventriculaire gauche, dans ce cas particulier, malgré l'ictère assez intense que l'on observait quelquefois. L'excitation fébrile du système nerveux moteur du cœur faisait au moins équilibre à la paralysie de cause biliaire de la fibre musculaire cardiaque, et celle-ci, sous l'influence d'une excitation nerveuse plus grande, remplissait ses fonctions comme à l'état normal.

Dans une quatrième série d'ictériques, nous n'avons pu constater le signe de l'insuffisance mitrale. L'intoxication hépatique était tellement intense, que le muscle cardiaque ne pouvait le rendre manifeste. Dans cette situation, le cœur ressemblait beaucoup au cœur asystolique, ses bruits étaient sourds, confus, impossibles à analyser.

Enfin, en dernier lieu, il nous est arrivé de constater quelquefois, dans le cours d'un ictère léger, une sorte de prolongement anormal, de dédoublement du premier bruit du cœur, mais il n'y avait pas production de souffle. On voyait où tendait le cœur, mais il revenait à ses fonctions normales, sans atteindre la limite de paralysie qui eût été nécessaire pour donner lieu à l'insuffisance mitrale.

Résumé des caractères du souffle que l'on observe dans l'insuffisance mitrale produite par l'ictère. — Son diagnostic différentiel.

Après avoir déterminé, à notre point de vue, du moins, la pathogénie de l'insuffisance mitrale que nous avons rencontrée chez un certain nombre de malades atteints d'ictère, nous allons résumer en quelques mots les caractères du bruit de souffle symptomatique auquel elle donne naissance.

Ce bruit de souffle a son maximum d'intensité à la pointe du cœur, dans le cinquième espace intercostal, au-dessous et en dedans du mamelon. Il est rarement rude, et quand il offre ce caractère de rudesse, ce n'est qu'à un faible degré. Ce souffle est habituellement doux, quoique très-manifeste. Quand il est fort, on peut l'entendre se prolonger vers l'aisselle.

Le ralentissement des mouvements du cœur favorise son apparition et, souvent, dans le cours d'un ictère, on ne le voit apparaître qu'au moment où le cœur se ralentit. L'accélération des battements cardiaques le fait fréquemment disparaître, mais non d'une façon constante; nous avons vu quelle était la raison de ce fait.

Le bruit de souffle de l'insuffisance mitrale, que crée l'ictère, se distingue des bruits de souffle organiques, produits au même orifice, en ce qu'il offre des intermittences et ne persiste pas après la maladie pendant laquelle il a pris naissance.

Il en diffère encore par ses alternatives d'apparition et de disparition brusques, alternatives liées, le plus souvent, à l'accélération ou au ralentissement du cœur. Il ne présente pas l'intensité que l'on trouve parfois aux souffles organiques, et au lieu de s'accentuer comme ceux-ci, lorsque l'on détermine une certaine excitation de la circulation, il tend plutôt à disparaître.

Le souffle symptomatique de l'inocclusion mitrale créée par l'ictère, ne saurait être confondu avec celui que quelques auteurs considèrent comme pouvant se produire au même orifice par le fait de l'anémie. Le premier de ces deux bruits morbides ne survient pas absolument au moment où l'anémie est la plus intense. Bien plus, dans le cours d'un ictère fébrile, à la période où l'accélération du pouls, l'élévation de la température attestent l'exagération de la combustion organique, souvent, le souffle, s'il existait déjà, disparaît pour ne se montrer qu'au moment où le mouvement fébrile aura cessé.

L'influence du ralentissement cardiaque différencie également le souffle mitral de cause ictérique du souffle anorganique fébrile.

CONCLUSIONS.

1° On peut voir naître, dans le cours d'un ictère, une insuffisance mitrale temporaire.

2° Cette insuffisance est due : 1° probablement à une légère dilatation du cœur ; 2° surtout, sinon exclusivement, à la paralysie des muscles papillaires, qui n'amènent la valvule mitrale à produire qu'une occlusion incomplète de l'orifice articulo-ventriculaire gauche.

3° Cette paralysie est due à l'action des divers toxiques hépatiques, soit qu'ils agissent isolément sur la substance musculaire du cœur, soit qu'ils agissent concomitamment sur cette substance et sur le système nerveux moteur du cœur.

4° La production de l'insuffisance mitrale dans le cours d'un ictère, coïncide, le plus souvent, avec le ralentissement cardiaque. Le souffle symptomatique de l'inoclusion morbide a été constaté dans les observations que nous relatons toutes les fois que ce ralentissement s'est présenté.

5° L'accélération des battements du cœur paraît s'opposer, dans l'ictère, à la production de l'insuffisance mitrale.

6° Cette action de l'accélération cardiaque n'est pas constante ; on peut observer la présence d'un souffle systolique à la pointe du cœur, avec l'existence d'une accélération du pouls.

A. Parent, imprimeur de la Faculté de Médecine, rue M.-le-Prince, 31.

www.ingramcontent.com/pod-product-compliance
Ingram Content Group UK Ltd.
Pitfield, Milton Keynes, MK11 3LW, UK
UKHW020413220726
13923UKWH00004B/1912

9 782019 259945